Eros Paradise

AF176636

Sexo -
una fuente de juventud y
salud

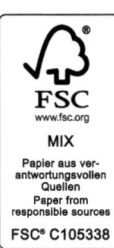

© 2021, Eros Paradise

Herstellung und Verlag:
BoD - Books on Demand, Norderstedt

ISBN: 9783754319185

Portada: fuente en Paris

Foto: Eros Paradise

Indice

Primera carta

2 de Junio

Estimado Sr. Paradise,

he expresado a su editor el deseo de mantener correspondencia con usted. Después non recibí su nombre, pero al menos su dirección del apartado postal.

Básicamente, todo comenzó con una de sus historias de amor romántico. Porque viví sola desde la muerte de mi marido, su historia de amor, que me tocó el corazón, me dio la idea de buscar un compañero de nuevo. Por lo tanto, publiqué el siguiente anuncio en el periódico en diciembre:

Atractiva mujer soltera buscando un caballero soltero para pasear juntos y asistir al concierto de Navidad en la ópera.

Desde que oculté mi vejez, recibí numerosas cartas.Como violinista apasionada, arreglé un encuentro con un antiguo profesor de piano.

Desde hace medio año, mi nuevo pareja me acompaña diariamente cuando salgo a pasear por las orillas de Rin y toco el violin.

Celebramos el 90 cumpleaños de mi

compañero hace cuatro semanas en un hotel de lujo en lo alto del Rin. En el mismo hotel que ayer celebramos mi 90 cumpleaños. Mi compañero tocó la pieza de piano 'Invitación a bailar' de Carl Maria von Weber. Después mi pidió que bailara el vals de apertura con él. Como regalo de cumpleaños me dio un paquete rojo y con un guiño me pidió que lo abriera en casa.

Después de quitar el papel de envolver, no podía creer lo que veía: delante de mí había un conjunto de lencería sexy con un sujetador push-up. En ese momento comprendí: Con mi pianista acompañante la música sigue sonando en otro lugar. Al mismo tiempo, recordé un artícolo sobre el fuerte impulso sexual del hombre, en el que se informaba de que el actor Charlie Chaplin todavía había engendrado un hijo a la edad de 73 años,el actor Antony Quinn a la edad de 81 años. El posedor del récord mundial, un hombre en Australia, lo consiguió incluso a los 93 años.

Porque como viuda podría vivír bien sin sexo, estaba sentado delante del sujetador push-up en estado de shock. De repente tuve una idea: Talvez mi compañero no había comprado la talla de copa correcta. Así no tendría que llevar la ropa interior sexy en absoluto y podría devolverle el sugerente regalo con mi mejor agradecimiento.

Después de ponerme el sujetador push-up me miré en el espejo. ¡Qué mala suerte! El sujetador encaja perfectamente.

¿Por qué le cuento a usted, un hombre completamente desconocido, una historia sobre el tamaño perfecto de mi sujetador push-up, cuando he sido reacia a hablar con mio marido sobre asuntos intimos durante 40 años?

Los comentarios intercalados en sus historias revelan una considerable pericia médica. Por lo tanto estoy seguro: Detrás de su seudónimo 'Eros Paradise' hay un médico.

El sujetador push-up, que sólo puedo entender como una 'Invitación a tener sexo' me enfrenta a una fuerte presión para tomar una decisión. Por lo tanto necesito su consejo médico.

Mi padre murió de un ataque al corazón a la edad de 105 años. Mi médico de cabecera me informó sobre las principales causas del infarto: Elevado nivel de azúcar y colesterol en la sangre y alta presión sanguínea. Mis niveles de azúcar y colesterol en la sangre son normales. Sin embargo, tengo la presión arterial alta.

Desafortunadamente no tolero muy bien todos los medicamentos para bajar la presión arterial.

¿Conoce algún estudio que demuestre un aumento del riesgo de infarto o de

la presión sanguínea en las mujeres a través de la actividad sexual regular?

Sólo espero que responda a una de estas preguntas o preferiblemente a ambas de forma afirmativa en su carta de respuesta. Entonces tendría una buena razón médica, basada en mi historial médico, para no llevar el sujetador push-up perfectamente ajustado y podría seguir limitándome a caminar, hacer música y bailar con mi compañero.

Por favor, envíe su respuesta a la dirección del sobre.

Como el editor no estaba dispuesto a decirme su nombre, firmaré mi carta con un alias por razones de discreción.

Un cordial saludo

Eva

Segunda carta

4 de junio

Estimada Sra. Eva,

muchas gracias por la sua carta del 2 de junio.

En 2019 la Universidad de Michigan llevó a cabo un estudio con 2204 hombres y mujeres de 57 a 85 años de edad, que consistía en un grupo sexualmente activo y un grupo abstinente del mismo tamaño, para determinar la frecuencia con la que los hombres y mujeres de ambos grupos sufrían un infarto en un período de 5 años. Los hombres que tenían relaciones sexuales al menos una vez a la semana tenían el doble de probabilidades de sufrir un infarto que los ancianos sin sexo. Por el contrario, las mujeres mayores pueden reducir el riesgo de un infarto a través del sexo.

Según un estudio publicado en la revista 'Biological Psychology' , el sexo también puede reducir la presión sanguínea en mujeres mayores.

Un dicho muy citado de Martin Lutero es:

'Dos veces a la semana, no le laña a él y no le daña a ella, son ciento cuatro en un año.'

Según el estudio de Michigan, la supuesta innocuidad de tener relaciones sexuales dos veces por semana es cierta por las mujeres mayores, pero no para los hombres de este grupo de edad.

Dado que la ´invitación a tener sexo´ fue un shock para usted, el estudio de Michigan al menos le da la oportunidad de convencer a su nuevo amante de la necesidad de una frecuencia moderada de relaciones sexuales, señalendo su mayor riesgo de infarto y, de este modo, reducir un poco la presión para decidir que provoca su sujetador push-up perfectamente ajustado. Sin embargo usted está en una posición difícil debido al estudio de Michigan. Por un lado, usted ciertamente quiere reducir el riesgo de infarto de su amante tanto como sea posible manteniendo la frecuencia de las relaciones sexuales en un nivel bajo. Por otro lado, tiene la oportunidad de bajar su presión arterial mediante orgasmos frecuentes y luego dejar de tomar los medicamentos, todos los cuales no tolera bien.

Un cordial saludo

Eros Paradiso

Tercera carta

7 de junio

Estimado Sr. Paradise,

gracias por la pronta respuesta a mi carta de 2 de junio.

Usted recomienda que mantengamos la frecuencia de las relaciones sexuales 'en un nivel bajo'. Esto será ciertamente difícil para mi amante, pero no para mí. Como escribo esta carta bajo la protección del anonimato, le confieso que mi marido no ha sabido nada da mí en 40 años de matrimonio. Sentí una débil excitación sexual durante el coito, pero nunca llegué al orgasmo. Sólo he fingido esto para mi marido gimiendo en voz alta, porque le agradó a su vanidad poder llevarme al climax. Por supuesto que me decepcionó mucho no conseguir nunca un orgasmo, mientras que él siempre experimentó el climax después de un tiempo muy corto.

Ya que los orgasmos frecuentes bajan la presión sanguínea en las mujeres mayores, usted me recomienda que tenga orgasmos regulares.

¿Puede una mujer que nunca ha experimentado el climax durante una relación sexual alcanzar el orgasmo a través de la masturbación?

Le sorprenderá saber que no puedo responder a esta pregunta basándome en mi propria experiencia, a pesar de mi avanzada edad. Desde que me crié en un internado estrictamente religioso, la masturbación tenía el estigma da un grave pecado para mí. Por lo tanto nunca traté de alcanzar el orgasmo de esta manera. En mi caso, sin embargo, ha alegado una razón médica para tener orgasmos regularmente. Por lo tanto me gustaría que respondiera a la siguiente pregunta:

¿Por qué método de masturbación puedo alcanzar el orgasmo de forma más segura y rápida? Para poder reconocer esto, debería conocer los rasgos caracteristicos de un orgasmo. Como nunca he tenido un orgasmo en mi vida, me gustaría pedirle que me informe sobre las características más importantes del orgasmo femenino y que responda a esta carta lo antes posible.

Un cordial saludo

Eva

Cuarta carta

9 de junio

Estimada Sra. Eva,

gracias por su carta del 7 de junio. No sé su nombre. Tampoco sabe mi nombre, porque mis 48 libros han sido publicados en varios idiomas con diferentes seudónimos. Este anonimato me falicita responderle a sus preguntas, que tocan el área íntima.

Puedo imaginar lo frustrante que fue para usted, tener que fingir un orgasmo inexistente durante 40 años gimiendo en voz alta. Sin embargo, usted comparte este destino con muchas mujeres. Esto lo demuestra un estudio de 1417 mujeres. Cuando se le preguntó si alcanzaban el orgasmo durante las relaciones sexuales se marcaron las siguientes respuestas: siempre 11 %, a menudo: 17 %, en la mitad de los casos: 17 %, raramente: 29 % y nunca: 26%. Un cuarto de las mujeres son en la misma situación que usted.

Debido a su educación estrictamente religiosa en un internado, nunca trató de satisfacerse. En nuestra sociedad ilustrada, la actitud hacia la masturbación a cambiado afortunadamente. Hoy en día la mayoría de los hombres y mujeres experimentan la masturbación como una forma normal de sexualidad desde su juventud. Una encuesta reciente en Alemania mostró que cerca de la mitad de todas las chicas de 15 años ya han tenido un orgasmo a mano. La masturbación también puede mejorar el sexo en pareja. Una mujer que ha descubierto durante la masturbación lo que le da un placer particular puede desear lo mismo da su amante y así lograr el orgasmo más a menudo.

Usted se pregunta si una mujer que nunca ha experimentado un climax durante una relación sexual puede llegar al orgasmo a través de la masturbación. Esta pregunta puede ser respondida claramente de manera afirmativa sobre la base de la investigación sexual moderna.

El padre del psicoanálisis, Sigmund Freud, defendió la tesis: Sólo cuando un pene entra en la vagina puede una mujer experimentar un poderoso orgasmo (orgasmo vaginal). Esta tesis ha sido refutada por la investigación sexual moderna. Sólo un pequeño porcentaje de mujeres puede alcanzar el orgasmo simplemente por los movimientos de la 'varilla mágica' tan valorada por Sigmund Freud. En la mayoría de los casos es necesaria una estimulación adicional del clitoris, que puede *lograrse mediante movimientos corporales apropiados de los parejas.*

Las mujeres que no experimentan un orgasmo durante las relaciones sexuales pueden llegar al climax estimulando su clitoris (orgasmo del clitoris).

Muchas mujeres sienten el orgasmo del clitoris provocado por la masturbación mucho más placentero que el orgasmo vaginal provocado por los movimientos del pene. Esta es quizás una explicación por el sorprendente resultado de un estudio estadounidense realizado en 2007:

Las mujeres que viven en pareja se masturban con la misma frecuencia que las mujeres que viven solas.

En contraste con la tesis de Sigmund Freud, hay incluso mujeres que ya alcanzan un poderoso orgasmo a través de fantasías sexuales.

Usted pregunta cuál es la forma más segura y rápida de llegar al orgasmo.

Por razones anatómicas, recomiendo frotar el clitoris. Este órgano sexual no es sólo una pequeña 'perla de placer' que se puede sentir en la vagina.

La fuerza del orgasmo del clitoris se basa en el hecho de que el clitoris se extiende 10 cm dentro de la vagina.

Durante la masturbación, la ascensión de la curva de excitación es más rápida para las mujeres que para los hombres, por que 800 nervos terminan en la 'perla de placer', pero sólo 400 en la 'varilla mágica' del hombre. La mayoría de las mujeres no tienen problemas de orgasmo al frotar su 'perla de placer'. La estimulación del clitoris es, por lo tanto, la forma más segura y rápida de lograr una fuerte excitación sexual y el pico del orgasmo.

Usted me pregunta sobre las daracterísticas por las que puede reconocer un orgasmo. Responderé a esta pregunta en el marco del modelo de cuatro fases de los investigadores sexuales William Masters y Virginia Johnson.

1. La fase de excitación

A medida que los vasos sanguíneos se dilatan, fluye más sangre a los genitales externos: los labbios, la vagina y el clitoris se hinchan. La vagina se humedece. Los pechos se hinchan. Los pezones se vuelven erectos. Su respiración se vuelve más rápida.

2. La fase de meseta

La presión sanguínea está subiendo. La tensión en los músculos pélvicos está aumentando. La excitación ha alcanzado ahora un cierto nivel (meseta) y está aumentando sólo lentamente.

3. El orgasmo

Las glándulas endocrinas secretan la hormona de la felicidad 'dopamina', que excita a todo el cuerpo. Hay contracciones rítmicas del utero y la vagina. Durante el orgasmo extático pueden producirse hasta 15 contracciones musculares. Su pulso puede duplicarse.

La duración media del orgasmo es de hasta un minuto para las mujeres y entre 3 y 12 segundos para los hombres.

A diferencia de los hombres, las mujeres pueden experimentar varios climaxes uno tras otro en una corta secuencia de tiempo (orgasmo múltiple).

4. La fase de relajación

Sus funciones cardiovasculares se están normalizando. La hinchazón vaginal tarda unos 15 minutos en disminuir y la hinchazón de los labbios puede durar hasta 3 oras.

Espero que esta vez le haya dado las respuestas que esperaba.

Un cordial saludo

Eros Paradise

Quinta carta

15 de junio

Estimado Sr. Paradise,

mientras buscaba una regla, encontré dublicados de las cartas que mi pareja le escribió el 2 y el 7 de junio en su cajón. Así que me gustaría hacerle algunas preguntas también:
Desde hace algun tiempo, he tenido problemas con mi erección. La erección más duradera que se requiere para el coito a menudo no se materializa. Debido a estas disfunciones eréctiles, mi pareja de muchos años se ha separado de mí.
¿Cuáles son las posibles causas de la impotencia?
¿Cuáles son las opciones de tratamiento?
Mi nueva pareja aún no me ha dado las gracias por mi regalo de cumpleaños. A leer la carta que mi compañera le escribió el 2 de junio, me enteré de su shock al ver la lencería sexy. Por lo tanto decidí hacerle mañana la siguiente confesión, para mí muy embarazosa: Desde hace tengo problemas de erección, sólo hay una manera de lograr una fuerte excitación sexual:
la vista de una mujer vestida con

lencería sexy. Sin embargo, sólo descubrí este camino después de que mi antigua compañera ya me había dejado. Por esta razón, le di a mi nueva pareja, que apesar de su vejez todavía tiene senos exuberantes, la lencería sexy para su 90 cumpleaños.

Por la noche, cuando la imaginé de pie frente al espejo con su sujetador push-up y mirando sus firmes pechos, inmediatamente tuve una erección turbo.

Sorprendentemente, no me resulta difícil confesarle mi perversa tendencia, aunque no he tenido el coraje de confesarla a mi pareja en las últimas dos semanas.

Espero que usted puesa explicarme desde el punto de vista médico por qué la única manera de lograr la excitación sexual es viendo a una mujer en lencería sexy.

Desafortunadamente, leyendo la carta que mi pareja le escribió el 7 de junio, aprendí que aunque ella siente una débil excitación sexual durante el coito, nunca alcanza el orgasmo.

Me gustaría llevarla a una fuerte excitación y al orgasmo estimulando sus zonas erógenas. Mi antigua pareja siempre quiso tener relaciones sexuales sin mucho juego previo, ya que esto le provocaba un orgasmo múltiple. Per eso no he tenido la oportunidad de explorar a fondo las zonas erógenas del *cuerpo femenino. Por lo tanto, le pido que responda a las siguientes preguntas:*

¿Dónde están las zonas erógenas del cuerpo femenino?

¿Qué zonas puedo usar para llevar a mi amada a un orgasmo múltiple?

Speremos que la alta presión sanguínea que mi pareja mencionó en la carta del 2 de junio no hable encontra de la actividad sexual. De lo contrario, desafortunandamente tendríamos que limitarnos en el futuro a caminar a lo largo de las orillas del Rin y hacer música y baile.

Como mi pareja firmó las dos cartas con un alias, también firmeró esta carta con un alias para proteger el anonimato.

Un cordial saludo

Adam

Sesta carta

20 de junio

Estimado Sr. Adam,

ya que las dos cartas de su pareja Eva no sólo fueron encontradas sino también leidas por usted, le aconsejo que oculte la carta de hoy, que trata de problemas muy íntimos de la sexualidad masculina, lo mejor posible a su pareja.

Entre 1998 y 2000 se realizó una encuesta en Colonia con 4489 hombres de entre 30 y 80 años. Se hicieron las siguientes preguntas:

¿Es usted sexualmente activo? Grupo 30-39 años: sí 96 %, grupo 70 - 80 años: sí 71 %.

¿Es usted sexualmente activo cada semana? Grupo joven: sí 92 %, grupo viejo: sí 41 %.

¿Tiene problemas de erección? Grupo joven: sí 2 %, grupo viejo: sí 53 %.

Así que más de la mitad de los hombres mayores de 70 años tienen problemas de erección. Y sin embargo, sigue estando en una posición cómoda, ya que inmediatamente tendrá una 'erección turbo' debido a la fantasía sexual de una mujer vestida en lencería sexy.

De la información dada en su carta, no se puede deducir con certeza el diagnóstico de impotencia. Sólo si no se produce una erección suficiente en alrededor del 70 % de las pruebas y estos problemas persisten durante al menos 6 meses, se cumplen las condiciones para el diagnóstico de impotencia.

La impotencia es causada en el 70 % de los casos por factores físicos (por ejemplo trastornos cardiovasculares, diabetes mellitus). En el caso de la arteriosclerosis, no llega suficiente sangre al pene debido a la calcificación vascular. La cantidad de sangre en los cuerpos cavernosos no es, por lo tanto, suficiente para la rigidez.

En algunos casos, las causas psicológicas son responsables de la impotencia (por ejemplo el estrés, la depresión, los problemas de pareja).

El estudio realizado por 'Males' ha dado el siguiente resultado:

Sólo el 58 % de los hombres impotentes buscan tratamiento médico, aunque los avances diagnósticos y terapéuticos hacen que cuanto antes comience el tratamiento, mayores serán las posibilidades de éxito.

El diagnóstico se basa en un examen de ultrasonido de los vasos sanguíneos del pene. Además, la medición de la tumescencia: Con un aparato, el grado de hinchazón del pene puede ser medido durante la noche. Si se registran erecciones espontáneas, esto demuestra un mecanismo de errección que funciona. En su caso, este mecanismo está presente de forma natural, ya que inmediatamente tendrá una 'erección turbo' debido a la fantasía sexual de una mujer vestida con lencería sexy.

Para tratar la impotencia, puede hacer que su médico le recete medicamentos. Los inhibidores de la PDE-5 llenan el tejido eréctil con sangre, lo que lleva a un endurecimento del pene. El efecto de estas medicamentos sólo comienza cuando se siente la excitación sexual. Si los comprimidos no son adecuados para usted por razónes médicas, puede inyectar el principio activo en el téjido eréctil del pene o puede administrarse el principio activo a si mismo a través de un aplicador de plástico insertado en la uretra.

Con la bomba de vacío se puede crear una presión negativa que succiona la sangre hacia el pene. Un anillo de goma colocado alrededor de la raíz del pene evita que la sangre drene rápidamente del tejido eréctil.

Me pregunta, por qué sólo se excita sexualmente al ver una mujer en lencería sexy. Si una persona sólo puede alcanzar la excitación sexual y el orgasmo mirando un determinado objeto el término médico es 'fetichismo'. La causa de esta desviación sexual aún no ha sido aclarada. El 'fetiche' es un objeto inanimado en el que el fetichista está interesado. En la mayoría de los casos se trata de articulos de ropa. El fetichista le pide a su pareja que lleve una determinada prenda de vestir durante el acto sexual, por ejemplo un sostén push-up rojo.

Me escribe lo avergonzado que estaba, para confesar a su compañera la verdadéra razón de su inusual regalo de cumpleaños. No hay nececidad de esto. La sexologia moderna no considera el fetichismo, que se da casi exclusivamente en los hombres, como una perversión, sino como un capricho sexual inofensivo.

Con este capricho está en la mejor sociedad literaria. Un ejemplo clásico de fetichismo ya se puede encontrar en el 'Fausto' de Goethe. En la primera parte del drama, el Doctor 'Fausto' revela su inclinación hacia el fetichismo pidiendo a 'Mephisto' que consiga un fetiche de 'Gretchen':

Tráeme algo del tesoro del angel
Lléva me a su lugar de descansol
Tráeme una bufanda de su pecho
Una liga de mi lujura amorosa

Finalmente, responderé a su pregunta sobre las zonas erógenas del cuerpo femenino. La tierna estimulación de

-24-

estas áreas sensibles tiene lugar en la primera fase de los juegos preliminares.

En esta fase debe hacer que los sentimiéntos de su amada se acaloren: Besar tiernamente sus párpados cerrados y su boca. Mimar el pabellón auricular y el lóbulo de la oreja con juegos de lengua y mordiscos suaves. Susurrarle palabras tiernas al oído. Chupar suavemente el cuello y estimular las palmas y los puntos de los dedos con un ligero masaje o una suave caricia. Lamer y chupar sus dedos. Mimar toda su pared abdominal y especialmente su ombligo con su ágil lengua. Si estimula estas zonas erógenas durante un período de tiempo más largo, las ondas cálidas de lujuria fluirán por todo el cuerpo de su amada.

En la segunda fase de los juegos preliminares debe aumentar este placer cada vez más estimulando las zonas más erógenas. La zona lumbar es una de las zonas más erógenas debido a los numerosos nervos que acompañan a la columna vertebral. Moviendo sus degos a lo largo de la columna vertebal enviará escalofrios de placer a su pareja. Al masajear suavemente la parte interior de sus muslos, sentirá un agradable hormigueo y l'alegría anticipada de toques aún más íntimos. Apretar ligeramente con su pulpejo en su mons veneris y acariciar suavemente los labios hinchados con la punta de sus dedos. Si usted, como pianista experimentado, hace ejercicios para los dedos en estas zonas erógenas de su amada, obtendrá los sonidos más voluptuosos del instrumento se su cuerpo. Sin embargo, las cada vez mayores olas de placer sólo pueden llevar a su amada al climax cuando se despierta el 'area orgásmica' en el cerebro. Aparte del coito, hay dos maneras de llevar a una mujer al climax: estimulando la 'perla de placer' o excitando los pechos hinchados. Estas dos zonas erógenas envian impulsos nerviosos al 'área orgásmica' del cerebro. La estimulación de la 'perla de placer' se hace a través de los dedos o durante el llamado 'cunnilingus'. Este término se deriva de las palabras latinas cunnus / pubis femenino y lingua / lengua. El hombre excita los labios, el vestíbulo vaginal y la perla de placer con sus labios y lengua durante esta práctica sexual. Debería colocar una fina lámina de látex sobre la entrada vaginal para protegerse de la transmisión de agentes patógenos. La lámina de látex se puede pedir por internet.

Según una encuesta en Alemania, sólo el 48 % de las mujeres están satisfechas con el 'cunnilingus'. Por lo tanto, no sé si usted y su pareja están *interesados en esta practica sexual.*

Desafortunadamente no puede provocar el orgasmo excitando los pechos, porque su pareja siempre tiene que llevar el sujetador push-up.

Por último, me gustaría darle un consejo importante:

Durante el coito, la curva de excitación de una mujer se eleva mucho más lentamente que la curva de excitación de un hombre. Por lo tanto debe extender los ejercicios para los dedos en las zonas erógenas de su pareja durante el mayor tiempo posible. Sólo entonces puede la curva de excitación de su amada superar el 'umbral del orgasmo'. El 'umbral orgásmico´ es el nivel de excitación a partir del cual se puede deencadear un orgasmo.

Un cordial saludo

Eros Paradise

Séptima carta

25 de julio

Estimado Sr. Paradise,

ayer retiré de mi cuenta bancaria la renta vitalicia de los meses de mayo y junio por un importo de 20 000 euros. Cuando intenté esconder el dinero en el piano, encontré la carta que escribió a mi querido el 20 de junio. Sonriendo, leí su consejo de ocultarme la carta lo mejor posible.

Afortunadamente, mi querido se mudó del hogar de ancianos a mí el 13 de junio. En lo contrario nunca habría encontrado su carta tan interesante. Debido a mi estricta educación en el internado sé lo indecoroso que es leer una carta encontrada. Pero como mi querido se había tomado tantas molestias para encontrar un lugar absolutamente seguro para esconder la carta, no pude resistir la tentación de hacerlo.

Su observación de que mi querido está en una posición cómoda con respecto a la disfunción eréctil relacionada con la edad, sólo puedo confirmarla después de leer su carta.

Mientras que otros hombres de su grupo de edad, para quienes el tratamiento de los problemas de erección *mediante pastillas no es posibile por razones médicas, tienen que inyectarse una cierta sustancia activa en el pene para lograr una erección, mi amado sólo necesita mirar mi hermoso sostén push-up y su aún más hermoso contenido para lograr una 'erección turbo' inmediatamente.*

Debido a esta cómoda posición, tampoco está dispuesto a someter se a un tratamiento médico por sus problemas de erección.

Cuando le dije:

'Mi revista recomendó una bomba de vacío para hombres con problemas de erección', respondió:

'Hay una forma mucho más voluptuosa de crear un vacío para mí, pero me avergüenza hablar contigo de ello.'

Los consejos que le dio a mi amado para la primera y segunda fase de los juegos preliminares tuvieron un efecto fantástico en mí.

Gracias a la destreza de sus dedos, que debe a tocar el piano, la estimulación duradera de mis zonas erógenas conduce a una fuerte excitación sexual cada vez.

El 21 de junio escribí el siguiente texto en mi diario:

'Hoy, por primera vez en mi vida, tuve un orgasmo durante el coito. En el futuro no tendré que fingir el orgasmo gimiendo en voz alta por mi amado.'

Me gustaría hacer el amor en la oscuridad. Pero siempre tenemos que dejar la luz encendida para que mi amante pueda ver el sujetador push-up.

De su carta aprendí que aparte del coito, hay dos maneras de llevar a una mujer al orgasmo: estimulando la 'perla de placer' o los senos. En realidad preferiría que mi amante me lleve al climax excitando los pechos que estimulando el clitoris. Sin embargo, esto no es posible, porque siempre tengo que usar el sostén push-up.

Como me señaló el 4 de junio sobre el aumento del riesgo de infarto de mi querido en caso de relaciones sexuales frecuentes, nos limitamos a una relación sexual por mes. Sin embargo mi amante me lleva al orgasmo del clitoris dos veces por semana estimulando mis zonas erógenas durante mucho tiempo.

Con mi marido, los preliminares eran siempre muy cortos, porque llegaba al climax muy rápidamente. Por eso nunca he tenido la oportunidad de explorar a fondo las zonas erógenas del cuerpo masculino.

Ya que mi amado 'obtiene los tonos más voluptuosos del instrumento de mi cuerpo' con la estimulación de mis zonas erógenas recomendadas por usted, me gustaría obtener tonos de éxtasi de él también mediante la estimulación de las zonas erógenas de mi querido y así lograr un 'dúo de placer'.

Por lo tanto le pido que responda a la siguiente pregunta:

¿Dónde están las zonas erógenas más importantes de mi querido?

Espero sinceramente gracias a la destreza de mis dedos, que debo a tocar el violin, tener tanto éxito como mi querido en la estimulación de las zonas erógenas. En eso caso, puede que no necesite ver mi sujetador push-up en el futuro. Entonces nuestro 'dúo de placer' podría finalmente resonar en la oscuridad.

Un cordial saludo

Eva

Octava carta

30 de julio

Estimada Sra. Eva,

en la carta que descubrió en el piano, leyó una sección sobre las zonas eró- genas de la mujer, que deben ser esti- muladas en la primera fase de los jue- gos preliminares. Como estas zonas son idénticas en hombre y en mujer, puedo ahorrarme la tarea de enume- rarlas y usted puede limitarse en la primera fase de los juegos prelimina- res a repetir los stimulos de su amado y así tocar a cuatro manos en el 'piano de placer'.

En la segunda fase de los juegos preli- minares debe pasar del 'piano' de las zonas erógenas débiles al 'forte' de las zonas erógenas fuertes, todas ellas situadas en la zona genital.

La región entre el ano y el escroto es fuertemente erógena. Un masaje con los dedos directamente detrás del es- croto excitará fuertemente a su amado ya que la prostata es estimulada desde el exterior. Usted debería entonces pa- sar al programa de mimos alrededor de la bellota. Esta es la contraparte de la 'perla de placer' femenina. Debido a su delgada piel es muy sensible. El borde del glande (transición entre el

glande y el eje del pene) es particu-
larmente erógeno.

El frenillo conecta el glande con el eje
del pene. Junto con el glande forma la
zona más erógena y por lo tanto es
adecuada como tema principal para su
'sonata de placer'. El tema se interpre-
ta en dos variaciones: Masaje con el
pulgar y estimulación con la lengua.

Para la coda de su 'sonata de placer'
sólo entra en juego una zona de su
amado: su ´mejor pieza´. Cuando se
excita su ´varilla mágica´ se debe
comenzar con un tierno 'Adagio' de
placer y gradualmente aumentarlo a
través del 'Allegro' de éxtasis hasta el
'Presto' del orgasmo

La referencia de su amado a una práctica sexual de la que no quería hablar-
le se refería al sexo oral. Esto implica
que la mujer tome su ´varilla mágica´
en la boca y la estimule con los labios
y la lengua, así como con el soplido.
Chupar el pene se llama felación (deri-
vado de la palabra latina fellare / chupar). La succión crea una presión negativa que atrae la sangre hacia el pene, fortaleciendo así la erección.

Durante la felación y el mimo de la
lengua del glande, se debe prevenir la
transmisión de agentes patógenos mediante el uso del preservativo. Hay
condones con diferentes sabores para
este propósito.

Dado que, según una encuesta en Alemania, sólo el 56 por ciento de los hombres estan satisfechos con la felación, no estoy seguro que usted esté preparada para esta práctica sexual.

Si dos miembros de la pareja reaccionan de forma diferente a la estimulación de las zonas erógenas o son estimulados de forma diferente, esto hace que sea más difícil para ambos miembros de la pareja desencadenar un orgasmo. Si, por ejemplo, el hombre es estimulado muy fuertemente, puede alcanzar el orgasmo muy rápidamente. Como la curva de excitación se eleva más lentamente en la mujer que en el hombre, todavía está por debajo del umbral orgásmico en este punto. Por lo tanto, la mujer no tiene ninguna posibilidad de experimentar un orgasmo.

Cuanto más dure la estimulación mutua de las zonas erógenas, mayores serán las posibilidades de que las curvas de excitación de ambos miembros de la pareja estén por encima del umbral orgásmico y que ambos miembros de la pareja alcancen el orgasmo.

Con el trasfondo de esta teoría, ahora explicaré por qué nunca experimentó un orgasmo durante el coito conyugal. Me escribió el 7 de junio que su marido siempre llegaba al climax después de un juego previo muy corto. En ese momento su curva de excitación estaba todavía muy por debajo del umbral orgásmico debido a los cortos juegos previos. Por supuesto, su marido no podía reconocer esto porque usted fingía el orgasmo para él cada vez gimiendo en voz alta.

Debido a su educación religiosa, tampoco estaba preparada para tener un orgasmo a mano después del de su marido. Por lo tanto, en 40 años de matrimonio nunca ha esperimentado un orgasmo durante el acto sexual.

Finalmente, le explicaré por qué tiene un orgasmo durante las relaciones sexuales con su actual amado. Como pudo leer en la carta que encontró, aconsejé a su querido que prolongara los juegos preliminares el mayor tiempo posible para que su curva de excitación pueda superar el umbral del orgasmo. Obviamente su amado está siguiendo este consejo exactamente. Al estimular sus zonas erógenas durante un largo período de tiempo, su curva de excitación se eleva por encima del umbral orgásmico. Por lo tanto, experimentará un orgasmo con cada ´dúo de placer´.

Un cordial saludo

Eros Paradise

Novena carta

10 de diciembre

Cariño mío,

ya que estamos separados por cuatro días a causa del viaje a Viena, que gané en el concurso, aprovecho esta oportunidad para agradecerte una vez por escrito todo lo que he podido experimentar este año. Aquí en la capital de la música, pienso sobre todo en las hermosas sonatas que nos gusta tocar juntos durante el día, pero apasionadamente por a noche.

Como disfrutamos mucho del concierto navideño del año pasado en la ópera, te pido que reserves las entradas para el concierto de Navidad de este año lo antes posible.

Estaba muy feliz por la pieza de piano 'Invitación a bailar' que tocaste en mi 90 cumpleaños.

Cuando encontré la lencería sexy en tu paquete de cumpleaños esa noche, al principio estaba bastante perpleja por esta 'invitación al sexo'.

Debido al mi avanzada edad, le pregunté a mi médico de cabecera al día siguiente si mi hipertensión era una razón para no tener relaciones sexuales.

Cuando negó esto y me dio luz verde para tener sexo con la lencería roja, me sentí muy feliz y me fui a casa inmediatamente para probarme la lencería. Afortunadamente, habías comprado el tamaño de cesta adecuado. Después de ponerme el sujetador push-up, me miré en el espejo. ¡Que suerte! El sujetador push-up encaja perfectamente.

Debido a la destreza de mis dedos que debo al toque de mi violin, reaccionas sorprendentemente fuerte a la estimulación de tus zonas erógenas. Por eso pude excribir en mi diario el 3 de agosto:

'Ayer, por prima vez, mi querido tuvo un orgasmo sin lencería. En el futuro nuestro 'dúo de placer' sonorá en la oscuridad y podré finalmente llegar al climax por la tan esperáda stimulación de mis pechos.'

En el contesto del coito marital obligatorio, mi orgasmo nunca duró más que el de mi marido, así que sólo unos segundos. Tú, sin embargo, amado mío, me llevas cada vez a un orgasmo múltiple que dura varios minutos.

Después de nuestro último 'dúo de placer', la distinguida dama, que vive en la planta baja de nuestra villa desde agosto, dijo algo indignada:

'Esta noche me he despertado con sus fuertes gemidos. A la edad de 80 años ¿no pueden ser las cosas un poco menos ruidosas?'

Esta frase de repente me dejó claro:

*Debido a la **fuente de juventud** de nuestros 'dúos de placer' ahora parezco 10 años más joven.*

(Me tomo la libertá de interrumpir la carta para hacer un comentario: Un estudio realizado por el 'Hospital Real de Edimburgo' con 3 500 participantes de 18 a 102 años reveló:

Una vida amorosa activa contribuye en gran medida a parecer más joven.)

Lo bueno que es el sexo para la salud, desgraciadamente no lo descubrí hasta los 90 años. Antes de conocernos, a menudo tenía enfermedades infecciosas. Esto no ha sido así desde hace un año.

(Interrumpo la carta para dar una explicación médica: Con la edad, el sistema inmunológico del cuerpo se debilita. Por lo tanto, las personas mayores de 60 años deben participar definitivamente en la vacunación anual contra la gripe, porque la vacuna genera anticuerpos específicos contra determinados virus de la gripe.

Sin embargo, también hay un método muy agradable para aumentar la resistencia general del sistema inmunológico: la actividad sexual regular.

Esto se demostró en el siguiente estudio del Instituto Federal Suizo de Tecnología de Zurich: En los hombres, se determinó el número de 'células asesinas' en la sangre antes y después de un orgasmo desencadenado por la masturbación. El sorprendente resultado: el número de 'células asesinas' se duplicó después del orgasmo. Las 'células asesinas' son el arma más importante del sistema inmunológico contra los agentes patógenos que invaden el cuerpo. Reconocen las células infectadas con agentes patógenos y las matan.

Otro estudio encontró que tener relaciones sexuales una o dos veces por semana lleva a un aumento del 30 por ciento del anticuerpo inmunoglobulina A. Este anticuerpo mata las células infectadas por los virus en las membranas mucosas.

La actividad sexual regular apoya así como una **fuente de salud** al sistema inmunológico en su lucha contra los agentes patógenos y por lo tanto contribuye de manera importante a la protección contra las enfermedades infecciosas.)

Además, manejo las situaciones de estrés mucho mejor que antes.

(Interrumpo la carta para dar un comentario a esta experiencia de la Sra. Eva: En un estudio cientifico, las mujeres fueron expuestas a una dosis de estrés estandarizada. Las mujeres del primo grupo de estudio, que habían recibido previamente un masaje erótico de su pareja, liberaron cantidades más pegueñas de la hormona de estrés 'cortisol' que las mujeres del grupo de comparación que no habían sido masajeadas previamente. La **fuente de salud** de actividades sexuales protege contra el estrés perjudicial.

Antes de conocernos a menudo había problemás para dormirme y dormir toda la noche. Después de nuestro 'dúo de placer' siempre caigo en un sueño profundo y sólo me despierto por la mañana. Encontré una explicación para este sueño refrescante y saludable en una revista femenina:

Un estudio americano con 1800 participantes descubrió: Durante el orgasmo el cerebro se inunda con la hormona 'oxitocina' que tiene un efecto soporífero.

*Debido a la **fuente de salud** de nuestros 'dúos de placer' las bolsas de grasa relacionadas con la edad en ti y en mí han retrocedido afortunadamente. En la misma revista leí: Un estudio de la Universidad canadiense de Quebec llegó a la siguiente conclusión:*

Durante una hora de sexo los hombres queman 100 calorías y las mujeres 70 calorías.

Mis dolores de migraña han mejorado significativamente debido a nuestras actividades sexuales regulares. En la misma revista leí: La hormona 'endorfina', que se libera durante el sexo, tiene una estructura similar a la de la 'morfina' y por tanto, alivia los dolores menstruales y las migranas. Espero

que ese artículo no haya sido leído por los hombres. De lo contrario, si no tenemos ganas de tener relaciones sexuales, ya no podremos negarnos a tenerlas refiriéndonos a nuestras migrañas.
Una novia mía de 80 años me dijo el otro día:

'Después de los orgasmos, mi pareja y yo nos deprimimos cada vez.'

Para este caso también tenía listo un consejo de la revista, que le pasé a mi novia:

'La excitación sexual por debajo del umbral orgásmico también causa la liberación de la hormona de la felicidad, la 'dopamina'. Por lo tanto, debe limitarse a estimular las zonas erógenas que están por debajo del umbral orgásmico.'

En su centenario, mi madre dijo:

'Nunca en mi vida me he sentido tan bien como hoy.'

Yo también me siento mejor que nunca en mis 91 años de vida, ya que me das una segunda primavera en el otoño de mi vida.

Nuestro huésped de 70 años toma 15 pastillas al día para todo tipo de dolecias de la vejez. No necesito una sola medecina. Debido a la **fuente de salud** de nuestros 'dúos de placer´mi presión arterial alta se ha normalizado. Así que podría dejar de tomar las pastillas para bajar la presión.

Dado que tus padres también vivieron hasta más de 100 años, y dado que hay una fórmula en la medicina que puede ser usada para calcular la propria esperanza de vida basada en la vida del padre y madre, hay una gran oportunidad para que podamos celebrar nuestro centenario juntos. Hay una segunda razón para esto. En un estudio realizado por científicos británicos he leído: Debido a la fuente de salud del sexo las personas sexualmente activas tienen una esperanza de vida considerablemente mayor que las personas abstinentes.

Una encuesta a chicas de 15 años mostró que el grupo más activo sexualmente (37 %) ya tiene relaciones sexuales. La esperanza de vida media de las mujeres es de 83 años y la frecuencia media de las relaciones sexuales es de 2 veces por semana. Por lo tanto, el grupo de mujeres más activas sexualmente tiene relaciones sexuales unas 7000 veces. Alrededor del 10 por ciento de las mujeres alcanzan el orgasmo cada vez durante el cóito. Por lo tanto, puede decir con certeza: el grupo de mujeres más activas sexualmente experimenta alrededor de 700 orgasmos durante las relaciones sexuales en el curso de su vida.

Nuestro 'dúo de placer' también se toca dos veces por semana. Cada vez que experimentamos un orgasmo.

Mientras que el grupo de mujeres más activo sexualmente esperimenta 700 orgasmos durante las relaciones sexuales a lo largo de 68 años, en mi centenario recordaré con gratitud los aproxidamente 1000 orgasmos que pude experimentar contigo, mi amado, en el lapso de solo 10 anos.

Medio año antes de mi 90 cumpleaños publiqué dos anuncios en el periódico. Conoces el texto del primer anuncio, porque nuestra historia de amor comenzó con este anuncio. El siguiente texto del segundo anuncio no lo conoces todavía:

´Una anziana de 90 años, sin herederos, quiere legar su villa en su testamento a cambio de una renta vitalizia mensual de 10 000 euros.´

Aunque recibí muchas respuestas al primer anuncio porque había ocultado mi vejez, la información sobre mi vejez en el segundo anuncio motivó a muchos agentes inmobiliarios a responder. Especulaban que podrían comprar la villa a un precio favorable en caso de la inminente muerte de la propprietaria y luego obtener un gran beneficio con la venta de la misma.

Con el fin de asegurar mi renta vitalicia a largo plazo, estipulé en el contrato que la obligación de pagar la renta vitalicia pasaría a los hijos en caso de fallecimiento de mi contratante y concluí el contrato con un agente inmobiliario quien tiene 5 hijos.

Debido a la fuente de la juventud de nuestros ´dúos de placer´, hay una alta probabilidad de que mi contratante sea finalmente el perdedor y yo la ganadora.

El 24 de julio, he tiré 20 000 euros de mi cuenta de renta vitalicia en el banco y deposité el dinero en el piano, un escondite absolutamente seguro.

Ayer, mi banco me informó por correo electrónico sobre el importe total de los pagos de la renta vitalicia recibidos hasta ahora: 120 000 euros.

Cuando celebremos mi centenario, el importe de las rentas vitalicias pagadas será de 1 200 000 euros. Como el valor de mi villa fue estimado por un experto en 400 000 euros, no sólo habré tenido 1000 orgasmos contigo, en 10 años, sino que también habré obtenido el hermoso beneficio de 800 000 euros.

Me alegro de que gracias a esta renta vitalicia siempre tenga un presupuesto de viaje bien lleno para nosotros. Hoy encontré un catálogo aquí en el hotel, que presentaba los hoteles de bienestar más lujosos del mundo, dispersos en varios continentes. Después de mirar el catálogo de repente tuve una idea de cómo podría agradecerte y al mismo tiempo promover nuestro proyecto conjunto para el futuro: celebrar nuestro centenario con buena salud gracias a la fuente de salud de nuestros 'dúos de placer'.

La próxima primavera haremos una gira mundial juntos. Durante este viaje seremos mimados y embellecidos en los mejores hoteles de bienestar. Celebraremos tu cumpleaños en San Francisco, el mío en Singapur. En este viaje, ya no pasearemos por el Rin, sino por las orillas del Mississipi, el Amazonas, el Nilo y el Yangtsé Kiang. El lema de este viaje es:

'La vuelta al mundo en 90 días a la edad de 90 años.'

100 besos

tu querida

.

Por el mismo autor

Constanza Wolfgang	El mejor método para el éxito en Bolsa
Constanza Wolfgang	Alemán en 10 días Curso fácil con un nuevo método
Constanza John	Inglés en 10 días Curso fácil con un nuevo método
Constanza Jean	Francés en 10 días Curso fácil con un nuevo método